Las 5 Leyes Biológicas

y la Nueva Medicina del Doctor Hamer

ISBN: 978-1481934299

Foto en cubierta: "Crocus" por Zsuzsanna Kilian

Andrea Taddei

Las 5 Leyes Biológicas

y la Nueva Medicina del Doctor Hamer

Índice

A Matilde

Presentación

La Nueva Medicina Germánica® descubierta por el Doctor Ryke Geerd Hamer y sistematizada en las 5 Leyes Biológicas representa un cambio en la comprensión de la que es comúnmente llamada Enfermedad.

Por sus estudios, el Doctor R. G. Hamer, ha llegado a la constatación que los procesos patológicos no son "errores de la naturaleza" pero sino Programas Biológicos Sensatos de la Naturaleza consiguiente a acontecimientos repentinos y dramáticos.

Este libro ha sido escrito con el intento que abra una primera puerta sobre la comprensión de las 5 Leyes Biológicas, por quien busca y quiere entender; le corresponderá al lector el ahondamiento de la materia con espíritu reflexivo, crítico y científico por los textos del Doctor Hamer.

Por una correcta difusión de la auténtica Nueva Medicina Germánica® y de los estudios relativos a los descubrimientos del Doctor Hamer se pospone la lectura del Testamento por una Nueva Medicina y al Tablero Científico del Doctor Ryke Geerd Hamer publicado por "Amici di Dirk® Ediciones de la Nueva Medicina".

Introducción

En un cierto instante de mi vida vivo una situación dramática, repentina, me pilla en contrapié, no habría pensado nunca que pudiera ocurrirme una cosa parecida, en aquel instante, me quedo sin palabras, enmudecido, soy desconcertado.

Me siento helar, las manos son heladas, minutos, horas, días a seguir no hago más que pensar en la cosa que me ha sucedido así intensa, así imprevista, no logro pensar en otro, me digo, ¡quiero solucionar esta cosa! Pero ahora no son capaz, sigo pensando a como salir adelante, no duermo en este período, siempre me despierto hacia las 02 y las 03 por la mañana.

¡He encontrado la solución! ¡Haré así y así, arreglo ahora todo! Voy a arreglar la situación.

Acabo de volver, estoy contento, ¡me siento por fin aliviado! Ahora pero también estoy un poco cansado, casi casi me acuesto sin comer, ¡que período pesado que he pasado! ¡Hoy ha sido un día intenso!

El día siguiente:

No he oído el despertador, son las once por la mañana, pero estoy cansado, también tengo fiebre, tengo los huesos "rotos" sobre todo las piernas que me duelen, no logro tampoco levantarme, como si un camión articulado he pasado sobre de mí.

Horas 16,30, estoy en la sala de espera de mi médico, se abre la puerta y entro.

P.: ¡Buenos días Médico!

M. : Buenos días, me diga.

P. : Tengo la gripe.

M. : Venga que la visito, este es el período, hay por ahí el virus, es la estación, estamos en noviembre.

P. : ¡Que desdicha! ¡Pense Médico, ahora que todo va bien, me he enfermado!

M. : ¡Ánimo! Sólo es una gripe estacional, toda la ciudad está en la cama. Tome este y se descanse para los próximos tres días.

P. : ¡Gracias Médico!

"Cada verdad atraviesa tres fases.

Antes es ridiculizada.

Luego encuentra una violenta oposición.

Por fin es aceptada como evidente"

Arthur Schopenhauer

1. Las 5 Leyes Biológicas

La 1° Ley Biológica de la Naturaleza

1° CRITERIO: cada programa especial, biológico y sensato (SBS) es originado por un DHS (Síndrome de Dirk Hamer), es decir con un choque conflictivo inesperado, agudo y dramático, experimentado intensamente y con una sensación de aislamiento. A partir del DHS, cada SBS se manifiesta simultáneamente sobre los tres niveles: psique, cerebro, órgano.

2° CRITERIO: el DHS determina la localización del SBS a nivel tanto del cerebro, el así llamado Foco de Hamer, como del órgano, donde se ocasiona una alteración orgánica.

3° CRITERIO: el curso del SBS es sincrónico sobre los tres niveles (psique, cerebro, órgano) del DHS a la solución del conflicto (CL), comprendida el epicrisi (CE) a la cumbre de la fase Post-Conflictiva (PCL) hasta la vuelta a la normalidad (normotonia).

ı

Como representado en figura, tenemos una línea que representa el tiempo que pasa, dónde según los casos puedo encontrar: segundos, minutos, horas, días, meses o bien años.

tiempo

Sobre esta línea es representado el sistema nervioso simpático, también dice ortosimpático (vean Apéndice).

sistema nervioso simpático

tiempo

Bajo la línea del tiempo es representado el sistema nervioso parasimpático.

tiempo

sistema nervioso parasimpático

Normalmente nos encontramos en un estado de normotonia:

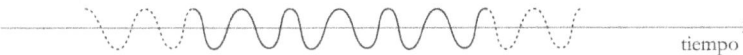

o bien flotamos fisiológicamente de una activación del sistema nervioso simpático a una activación del sistema nervioso parasimpático; es el ritmo día-noche, actividad-descanso.

Durante este normotonia puede ocurrir, y es completamente normal, que un acontecimiento agudo, inesperado, repentino, dramático, me pilla a contrapié y lo vivo como un estado de aislamiento:

Este acontecimiento (DHS) señala el principio inmediato de una catarata de modificaciones que ocurrirán al mismo tiempo e instantáneamente en tres niveles: a nivel psíquico tendré el recuerdo del conflicto biológico (DHS), a nivel del tejido cerebral se activarán áreas cerebrales (HH-Foco de Hamer) relacionadas al acontecimiento experimentado mientras a nivel de los órganos o las entrañas, siempre en relación a la vivencia, se verificarán modificaciones funcionales y estructurales.

El DHS es un acontecimiento biológico y no psicológico; un acontecimiento al que el organismo viviente tiene que reaccionar de modo optimo e inmediato porque está en peligro la misma incolumidad, la misma existencia o la existencia de cuyo el grupo pertenece.

La 2° Ley Biológica de la Naturaleza

Todos los programas especiales con sentido biológico (SBS) constan de dos fases, a condición que se llega a la solución del conflicto.

La 2° Ley Biológica describe el programa Especial Biológico y Sensato de la naturaleza (SBS); el curso bifásico del estado de simpáticotonia/ parasimpáticotonia siguiente al conflicto biológico (DHS) experimentado por el individuo en un particular momento y será recalcado por una serie de acontecimientos precisos:

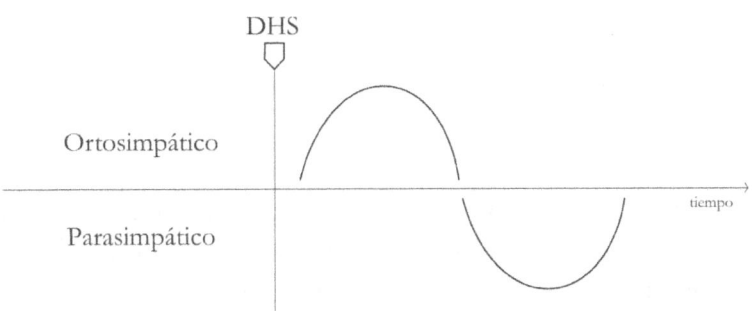

Del momento del DHS, con una lógica completamente sensata del punto de vista biológico, se asiste a una activación del sistema nervioso ortosimpático, esta activación es absolutamente óptima para permitirle al individuo de reaccionar a aquel acontecimiento inesperado, repentino y que lo ha pillado a contrapié. La activación del sistema ortosimpático persistirá hasta cuando no se haya solucionado el conflicto inicial (DHS). Este estado de simpáticotonia puede ser más o menos intenso (masa conflictiva) según el tipo de conflicto experimentado. Por toda la duración del estado de simpáticotonia se tendrán de las señales físicas y psíquicas que me indicarán que estoy en un estado de Conflicto Activo (CA):

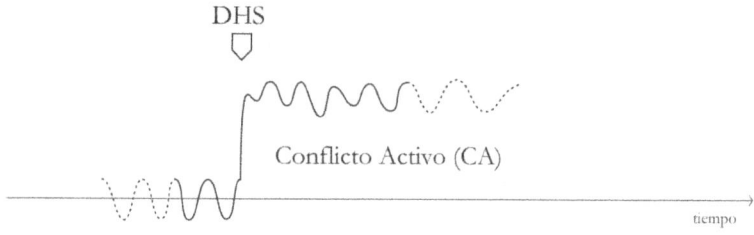

A nivel psíquico se seguirá pensando en lo que ha sucedido (pensamiento obsesivo) tanto en el día como en la noche (si ha sido particularmente intensa) por un estado de activación del sistema nervioso simpático.

A nivel vegetativo se tendrán: manos y pies fríos, piel fría, inapetencia, pérdida de peso, insomnio con despertares entre las 01 y las 03 de la mañana e hiperactividad, por un estímulo del sistema nervioso simpático.

A nivel cerebral, que pueden ser visualizados por TAC (Tomografía Axial Computadorizada) sin contraste, tendré la formación de los así llamados Focos de Hamer (HH) en determinadas áreas relativas al conflicto experimentado y al órgano correspondiente.

A nivel orgánico ocurrirá una modificación estructural y funcional, dependiente del origen embriológico del tejido que es estimulado por el sistema simpático (3° Ley Biológica). En la fase de Conflicto Activo, si no con raras excepciones, no se tienen síntomas.

Este estado de simpáticotonia siguiente al DHS le permite al individuo poder solucionar el conflicto en tiempos hábil (días, semanas o meses) y si éste ocurre, se hablará de Conflicto lisis (CL):

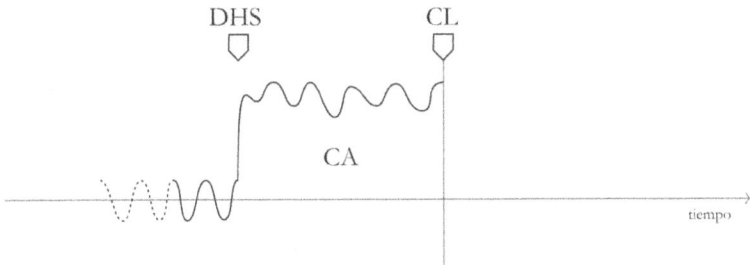

El Conflicto lisis (CL) marca el paso a una segunda fase, opuesta a la primera, dónde se verifica una activación del sistema parasimpático o vagotonía:

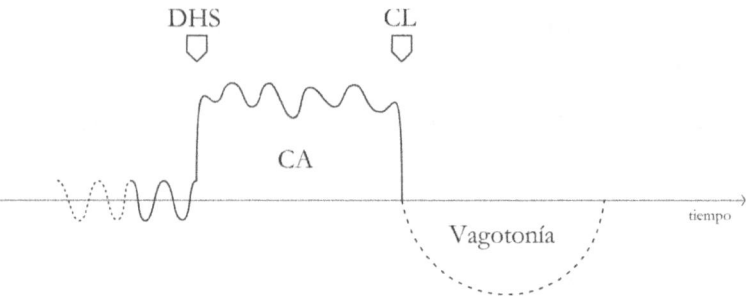

Esta segunda fase vagotonía es formada por una Fase A. (PCL-A.-Post-Conflicto lisis A), una fase o pico simpático tónico (CE-Crisis Epileptoide) y una Fase B (PCL-B-Post-Conflicto lisis B). La duración temporal de esta fase está en relación a la duración del Conflicto Activo.

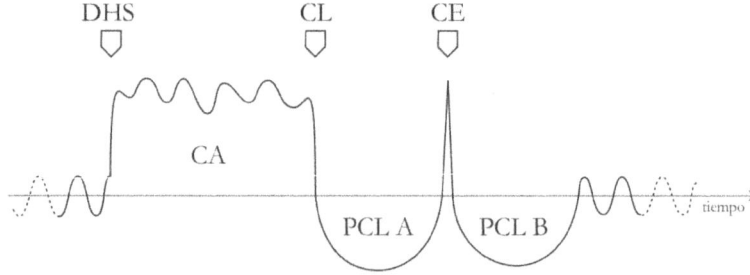

"Sólo para permitirle al lector poder comprender el curso de la 2° Ley Biológica descubierto por el Doctor Hamer es reproducido aquí el esquema gráfico del curvo bifásico que trae a la memoria en parte lo original del Doctor Hamer como indicado en bibliografía."

Por toda la duración del estado de vagotonía, tendré síntomas físicos y psíquicos que me indicarán que estoy en un estado de PCL (Post Conflicto lisis) definida también fase de Solución.

A nivel psíquico no se pensará más a la cosa que ha sucedido, ya solucionada y lejana, y se estará muy tranquilos.

A nivel vegetativo se tendrán: manos y pies calientes, cansancio y otras señales en relación a la activación de lo parasimpático.

A nivel cerebral, que pueden ser visualizados por TAC (Tomografía Axial Computadorizada) sin contraste, se tendrán los Focos de Hamer (HH) con una diferente conformación de las áreas relativas al conflicto experimentado y al órgano con respecto de la fase simpático tónica.

A nivel orgánico ocurrirá una modificación estructural y funcional en dirección opuesta con respecto de la fase simpático tónica (3° Ley Biológica). En esta fase aparecerán señales y síntomas físicos en relación precisa al DHS sufrida anteriormente.

La 3º Ley Biológica de la Naturaleza

II sistema ontogenéticamente condicionado de los Programas Especiales con Sentido Biológico (SBS).

Cada tejido deriva originariamente de uno de las tres membranas germinativas definidas: Endodermo, Mesodermo (Antiguo y Reciente) Ectodermo (vean Apéndice); cada individual tejido que deriva de una precisa membrana embrionaria es sometido a un estímulo del sistema nervioso autónomo (simpáticotonia-parasimpáticotonia) y puede incurrir en cuatro distintas alteraciones estructurales y funcionales:

o   aumento de tejido (proliferación)
o   disminución de tejido (necrosis, úlcera)
o   aumento de la función del tejido (hiperfunción)
o   disminución de la función del tejido (hipofunción)

Todos los tejidos que derivan del Endodermo en la Fase Simpático tónica (CA) ayudan un aumento de tejido y función, mientras en la fase para simpáticotonica (PCL) ayuda una reducción de tejido y función:

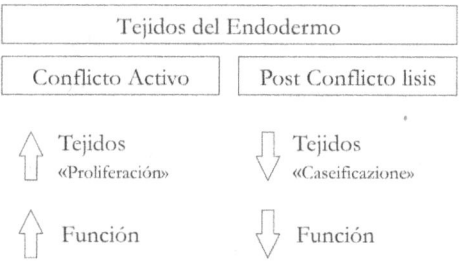

Todos los tejidos que derivan del Mesodermo Antiguo en la fase simpático tónica (CA) ayuda una reducción de tejido y función, mientras en la fase parasimpático tónica (PCL) ayuda un aumento de tejido y función:

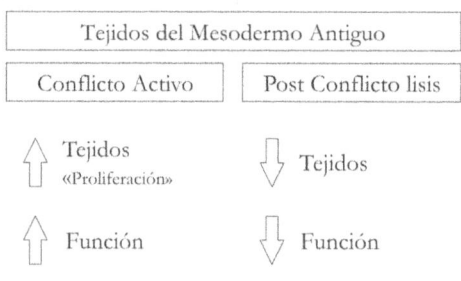

26

Todos los tejidos que derivan del Mesodermo Reciente en la fase simpático tónica (CA) ayuda una reducción de tejido y función, mientras en la fase para simpático tónica (PCL) ayudan un aumento de tejido y función:

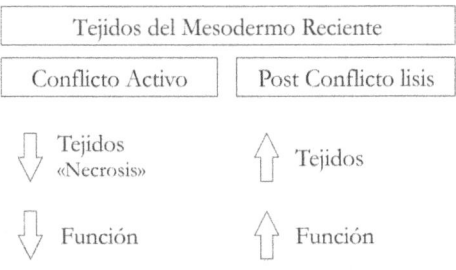

Todos los tejidos que derivan del Ectodermo en la fase simpático tónica (CA) ayuda una reducción de tejido y función, mientras en la fase para simpático tónica (PCL) ayudan un aumento de tejido y función:

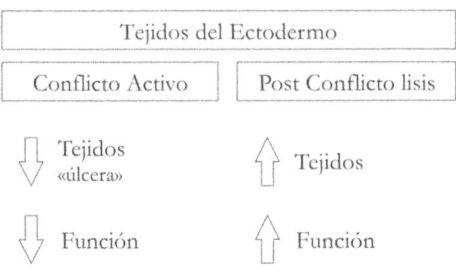

La 4º Ley Biológica de la Naturaleza

El sistema genéticamente determinado de los microbios en la historia de la evolución.

Endodermo	Mesodermo	Ectodermo

Hongos y Micobacterias	

Bacterias

Virus

Hongos, bacterias y virus participan activamente en la segunda fase del curvo bifásico (PCL) optimizando la fase de solución.

Los hongos y mico bacterias (TBC) participan en la reducción del tejido que deriva del Endodermo que en fase activa (CA) es aumentado o bien sólo realizan una caseificación en fase Post-Conflicto lítica. Los micos bacterias se pueden encontrar también en una parte de los tejidos que derivan del Mesodermo Antiguo.

Las bacterias que derivan del Mesodermo, proliferan en fase activa (CA) y optimizan la fase de solución de los tejidos (PCL).

Los virus los encontramos en los tejidos que derivan del ectodermo en fase PCL y optimizan la reparación, restableciendo la estructura.

La 5° Ley Biológica de la Naturaleza

La quintaesencia

La 5° ley biológica recuerda que los programas especiales biológicos sensatos (SBS) activados por un DHS tienen un sentido biológico preciso para garantizar la supervivencia del individuo o el grupo.

El Sentido Biológico es por todos los tejidos en Conflicto Activo, excepto que por los tejidos que derivan del Mesodermo Reciente, dirigido por la Sustancia Bianca, en la que ocurre al final de la fase de solución (normotonia).

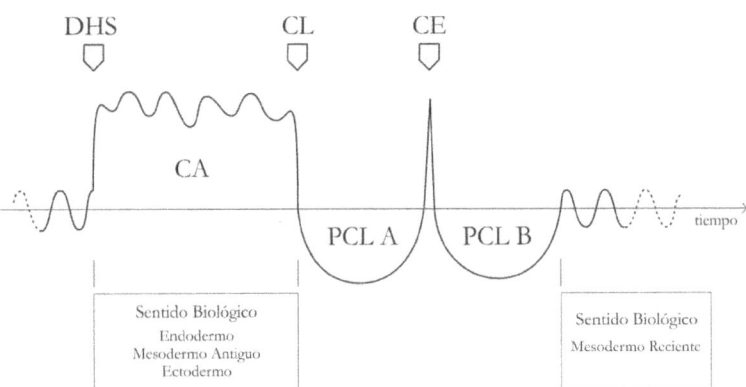

2. Los Conflictos biológicos

Entre todo lo que una persona vive, sólo algunos acontecimientos representarán un DHS. Son todos los conflicto-acontecimientos en que ocurren estas condiciones:

o inesperado
o imprevisto
o agudo
o dramático
o vivido en el aislamiento

Son definidos Conflictos Biológicos porque el acontecimiento que ocurre representa una "dificultad biológica" al que el individuo tiene que contestar y superar para garantizar su integridad biológica.

La reacción es automática, inmediata, instintiva y no mediada por el sí mismo, sólo estos conflictos pueden ser definidos biológicos y son los que permitirán que el programa especial empiece, biológico y sensato (SBS); diferente completamente de los conflictos, estudiados en psicología, en el que el conflicto representa un choque entre lo que una persona desea y una instancia interior, interpersonal que impide la satisfacción de la necesidad, de la exigencia o del

33

objetivo conectado a tal deseo; esto representa, ciertamente un malestar para el individuo, pero no tendrán la capacidad de producir la activación de un programa especial biológico y sensato. Los conflictos biológicos, que pueden representar un DHS, son:

o   Conflictos del "bocado"
o   Conflictos del "sentirse atacados"
o   Conflictos de "auto-devaluación"
o   Conflictos de "territorio y separación "

Únicamente estos conflictos, sólo si experimentados como DHS del individuo (inesperados, repentinos, dramáticos y experimentados en aislamiento) irán a producir de las modificaciones tissulares y funcionales, como respuesta sensata, siguiendo el curso del curvo bifásico y la 3° Ley Biológica.

Los conflictos y el programa especial, biológico y sensato (SBS) que se producen nos permiten tanto como localizas como especie, en los casos más graves de sobrevivir y en los casos dramáticos de "reaccionar" al acontecimiento inesperado.

Conflicto del "bocado"

Estos conflictos están unidos a la supervivencia del individuo, de la especie y al mantenimiento de las funciones vitales: comer, digerir, asimilar, eliminar, evacuar, respirar, oír y reproducirse.

El conflicto del bocado, con todos sus matices, implica los tejidos que derivan del Endodermo, o bien de la membrana embrionaria directamente interesada al mantenimiento vital del cuerpo y de ellos derivan:

- o Oral submucosa
- o Paladar
- o Glándulas parótidas
- o Sublinguales glándulas salivales
- o Las amígdalas
- o Las adenoides *(faringe)*
- o Glándulas lacrimales
- o Iris
- o La glándula tiroides
- o Hipófisis posterior
- o Oído medio
- o Tubo de Eustaquio
- o Tercio inferior del esófago *(excepto 2/3 menos)*
- o Alvéolos

o Curvatura mayor del estómago *(excepto curvatura pequeño)*

o Parénquima hepático *(excepto los conductos biliares y la vesícula biliar)*

o Parénquima pancreático *(excepto los conductos pancreáticos y las islas de Langerhans)*

o Columnar epitelio de la gastro-intestinal

o Duodeno *(excepto el bulbo duodenal)*

o Intestino delgado, el intestino grueso y sigma

o En el interior del ombligo

o Médula suprarrenal *(excepto la corteza suprarrenal)*

o Túbulos colectores renales

o Submucosa rectal

o Trígono de la vejiga

o Mucosa del cuerpo del útero

o Las glándulas de Bartholin

o Las trompas de Falopio

o Tejido ovárico *(excepto el tejido intersticial)*

o Tejido testicular

o Próstata

o El músculo liso

El bocado, fundamental por la supervivencia del individuo, más allá de que a la comida, también es asociado con el bocado aire (alvéolos pulmonares, bocado luz (ojo, entero idea) bocado auditivo (oreja mediana), bocado agua (túbulos colectores renales).

El contenido emotivo de los conflictos "del bocado" relativos el hombre es, para citar algunos:

o   Conflicto no poder digerir el "bocado"

o   Conflicto por adversidad indigesta

o   Conflicto de miedo-pánico de morir

o   Conflicto no poder agarrar el bocado

Conflicto del "sentirse atacados"

Estos conflictos son relacionados al sentirse atacado por todo lo que es externo al individuo, sentirse atacados a la integridad.

El conflicto del sentirse atacados, con todo sus matices, implica todos los tejidos que derivan del Mesodermo Antiguo, membrana embrionaria directamente interesada a la protección del individuo; de ello derivan:

- o Derma
- o Glándula mamaria *(excepto productos)*
- o Pericardio
- o Pleura
- o Peritoneo
- o Mayor epiplón

El contenido emotivo de los conflictos del "sentirse atacados" relativos el hombre es, para citar algunos:

- o Conflicto no querer el contacto
- o Conflicto de ataque a la misma integridad
- o Conflicto de desfiguración zonal
- o Conflicto de ataque contra el corazón

Conflicto de "auto-devaluación"

Estos conflictos son relativos al sentirse infravalorado, a no lograr, a no ser adecuados y a no estar a la altura, a no poder...

El conflicto de auto-devaluación, con todos sus matices, implica todos los tejidos que derivan del Mesodermo Reciente, o bien a la membrana embrionaria directamente interesada al crecimiento del individuo y a la consolidación del grupo; de ello derivan:

- o El tejido conectivo
- o El tejido linfático *(ganglios linfáticos)*
- o Tendon tejido
- o Tejido adiposo
- o Cartílago
- o Hueso
- o Dientes *(dentina)*
- o Bazo
- o Los músculos estriados
- o La pared de la arteria
- o Las paredes de las venas
- o Tejido de miocardio
- o Músculo liso uterino
- o Los músculos del cuello uterino

o Músculos anulares del esfínter del cuello del útero
o Músculos *(estriado)* de la vejiga
o Esfínter vesical músculo anillo
o El músculo liso del tracto intestinal
o Músculos *(estriado)* del recto
o Músculos anulares del esfínter anal
o corteza suprarrenal
o Ovárico intersticial del tejido *(excluyendo parénquima)*
o Tejido testicular intersticial *(con exclusión de parénquima)*
o Parénquima renal

El contenido emotivo de los conflictos de "devaluación" relativos el hombre es, para citar algunos:

o Conflicto de devaluación intelectual
o Conflicto no estar a la altura
o Conflicto no lograr librarse de una situación
o Conflicto haber sido puesto "fuera de juego"
o Conflicto por la pérdida de una persona
o Conflicto tener una "carga"

Conflicto de "territorio y separación"

Estos conflictos son relativos al grupo al que se pertenece, al territorio y a la separación. El conflicto de territorio (lucha y separación) con todos sus matices, implica todos los tejidos que derivan del ectodermo, o bien de la membrana embrionaria directamente interesada a la lucha por el territorio y a la separación. Del ectodermo derivan:

o Epitelio pavimentoso:
   o conductos de tiroides
   o laringe
   o los arcos branquiales
   o los conductos de la leche
   o de la mucosa bronquial
   o de los conductos pancreáticos
   o biliar
   o de la pelvis renal y de los uréteres
   o epidermis
   o del párpado y la conjuntiva
   o conductos lagrimales
   o conductos de las glándulas parótidas y sublinguales
o Cuerpo vítreo, la córnea y el cristalino
o El esmalte dental

43

o Íntima de las arterias y venas coronarias
o La mucosa nasal y de los senos paranasales
o Mucosa oral
o Mucosa del 2/3 superiores del esófago
o La mucosa gástrica *(curvatura pequeño)*
o Mucosa del cuello y el orificio del útero
o La mucosa vaginal
o Mucosa rectal
o Mucosa vesical *(excluyendo el trígono)*
o Las células del páncreas *(alfa y beta)*
o Periostio

El contenido emotivo de los conflictos de "territorio y separación" relativos el hombre es, para citar algunos:

o Conflicto de territorio
o Conflicto de amenaza de territorio
o Conflicto de rencor de territorio
o Conflicto no poder "marcar" el territorio
o Conflicto de separación
o Conflicto no tener derecho de morder

Por un estudio profundizado de los conflictos relativos a los DHS al lector se pospone a la lectura del Tablero Científico de la Nueva Medicina Germánica® (Ed. Amici di Dirk).

3. El Conflicto Activo

El DHS que ha ocurrido marca el principio del programa especial biológico y sensato de la naturaleza. El sistema nervioso ortosimpático será activado para llevar una respuesta al acontecimiento ocurrido de modo inesperado y repentino para poderlo solucionar en tiempos hábil, se habla de Conflicto Activo.

El individuo en un estado de Conflicto Activo seguirá hurgando por el día sobre aquella cosa que le ha sucedido tan inesperadamente y si ha sido muy intensa también pensará por la noche y se despertará entre las 01 y las 03 por la mañana. A nivel somático tendrá manos, pies y piel enfrías, inapetencia, hiperactividad, mínimo cansancio.

En Conflicto Activo, en conjunto el individuo está bien y no tiene síntomas que pueden preocuparlo, todas sus energías físicas y psíquicas son dirigidas a solucionar su problema (DHS). Otros pequeños problemas son arrinconados momentáneamente o en todo caso no representan en este momento una prioridad.

En esta fase, según el tipo de conflicto (DHS) que ha padecido, los tejidos empiezan a "responder" al estado de simpáticotonia pero no se tienen síntomas:

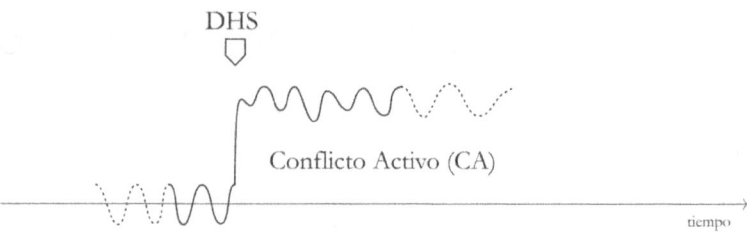

Si el **DHS** concierne un conflicto del "bocado" correspondiente a un cualquier tejido que deriva del Endodermo, en Conflicto Activo el tejido aumentará (proliferación) y aumentará la función relativa:

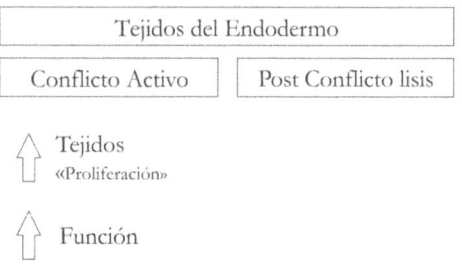

Si el **DHS** concierne un conflicto de "sentirse atacados" correspondiente a un cualquier tejido que deriva del Mesodermo Antiguo, en Conflicto Activo el tejido aumentará y aumentará la función relativa:

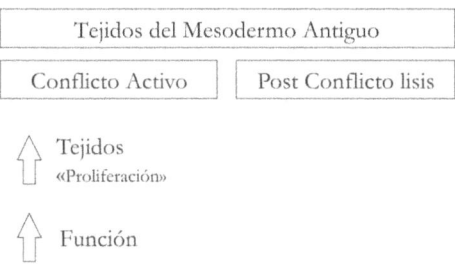

Si el **DHS** concierne un conflicto de "auto-devaluación" correspondiente a un cualquier tejido que deriva del Mesodermo Reciente, en conflicto activo el tejido reducirá y se reducirá la función relativa:

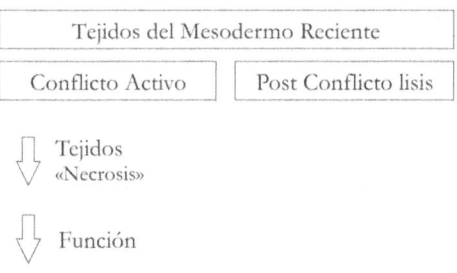

Si el **DHS** concierne un conflicto de territorio correspondiente a un cualquier tejido que deriva del ectodermo, en Conflicto Activo el tejido reducirá (úlcera) y disminuirá la función relativa:

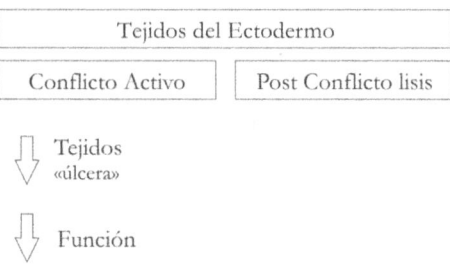

El sentido biológico (5° Ley Biológica) por todos los conflictos que derivan del Endodermo, del Mesodermo Antiguo y del ectodermo está en Conflicto Activo.

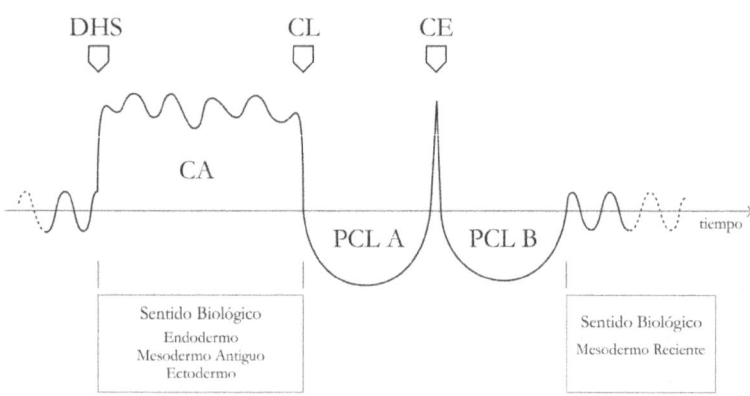

4. La Conflicto lisis

La Conflicto lisis ocurre cuando, gracias al estado de simpáticotonia anterior, logro solucionar el conflicto (DHS). La resolución del conflicto puede ocurrir por diferentes modos más o menos dependientes del individuo; puedo ponerme en la condición que me aparto definitivamente de lo que ha ocurrido, puedo afrontar la situación o bien como a veces ocurre las circunstancias desenvuelven espontáneamente también en una dirección mejor sin una intervención mía directo.

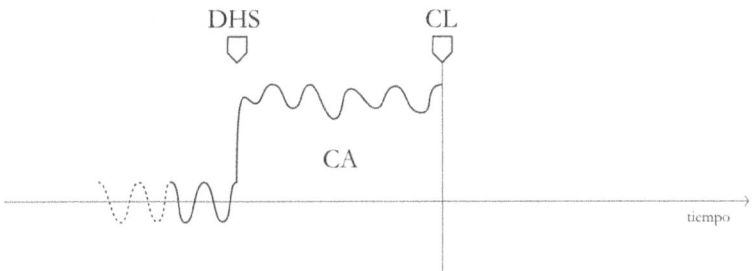

La Conflicto lisis es un acontecimiento que permite solucionar el conflicto biológico, tiene una connotación positiva, representa un alivio, una solución.

En consecuencia de la Conflicto lisis ocurre un cambio de fase; de un estado de orto simpáticotonia se pasará en una fase para simpáticotonia o vagotonía es decir la fase Post-Conflicto lítica de solución.

5. El Post-Conflicto lisis

La fase Post-Conflicto lítica (PCL) representa la segunda fase del curvo bifásico; es una fase en que la activación del simpático deja el sitio a una activación del sistema nervioso parasimpático.

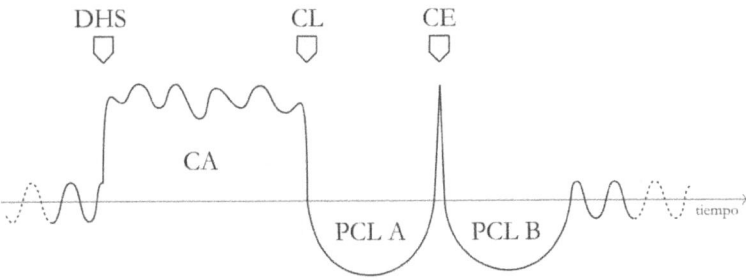

En esta fase vagotonica el individuo estará cansado, si puede, dormirá más que lo usual, ya no pensará en su problema porque por fin es solucionado, a nivel somático tendrá manos, pies y piel caliente y comparecerán las señales y los síntomas que llevarán la persona a preguntar una consulta médica para asignar un nombre a la misma "enfermedad".

Los síntomas que se manifiestan en esta fase están en relación al tipo de DHS que se ha vivido en precedencia y que ha iniciado el programa especial biológico y sensato: resfriado, bronquitis, vitíligo, dermatitis, gastritis, hepatitis, cistitis, psoriasis, pleuresía, conjuntivitis, miopía, lumbalgia, rinitis, cefalea, artritis... y todas las otras así llamadas "enfermedades"; que tienen una correspondencia precisa y unívoca con un conflicto biológico, DHS.

En esta segunda fase vagotonica, los tejidos empiezan a "responder" al estado de para simpáticotonia (3° Ley Biológica):

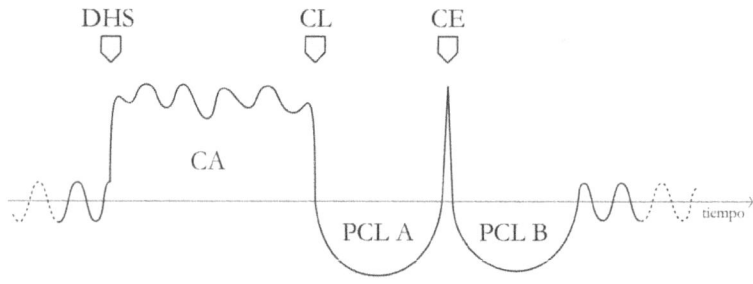

Si el **DHS** concierne un conflicto del "bocado", correspondiente a un cualquier tejido que deriva del Endodermo en solución, el tejido en examen y su relativa función se reducirán:

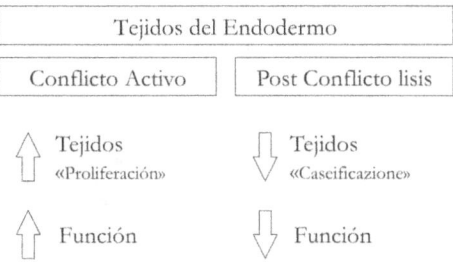

Si el **DHS** concierne un conflicto del "sentirse atacados", correspondiente a un cualquier tejido que deriva del Mesodermo Antiguo en solución, el tejido en examen y su relativa función se reducirán:

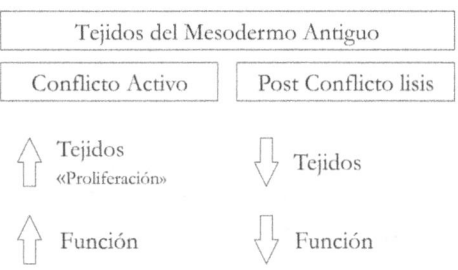

Si el **DHS** concierne un conflicto de "auto-devaluación" correspondiente a un cualquier tejido que deriva del Mesodermo Reciente en solución, el tejido en examen y su relativa función aumentarán para acabar la fase con "una excedencia" de tejido:

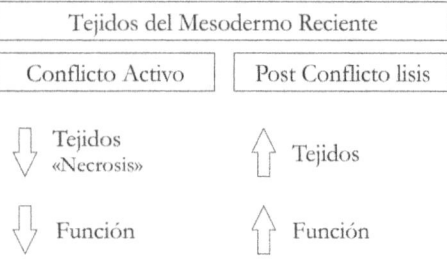

Si el **DHS** concierne un conflicto de "territorio" correspondiente a un cualquier tejido que deriva del ectodermo en solución el tejido en examen y su relativa función se restablecerá:

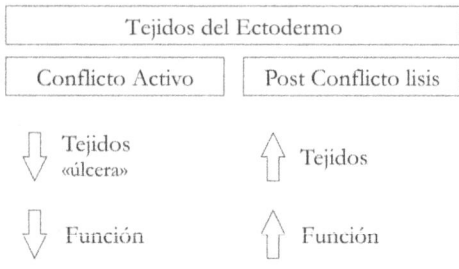

Como representado en figura, la fase de solución vagotonica es formada a su vez por tres curvas:

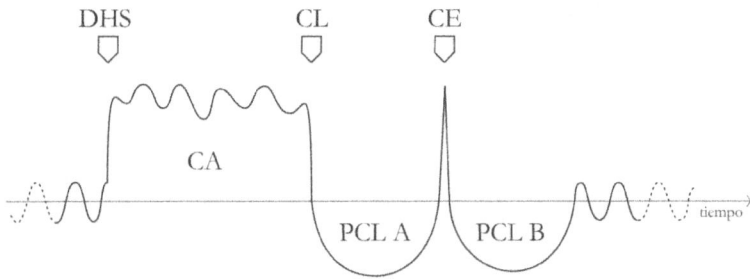

La fase PCL A es la primera fase para simpático tónica donde se asiste al emerger del o de los síntomas. Analizando una individual curva bifásica y sin reincidente, la duración temporal de esta fase es exactamente la mitad de la duración del Conflicto Activo pero con una duración máxima de tres semanas (si la fase de CA ha durado dos semanas, la fase PCL A tiene una duración de una semana. Más de las seis semanas de CA, la fase PCL A será siempre de tres semanas):

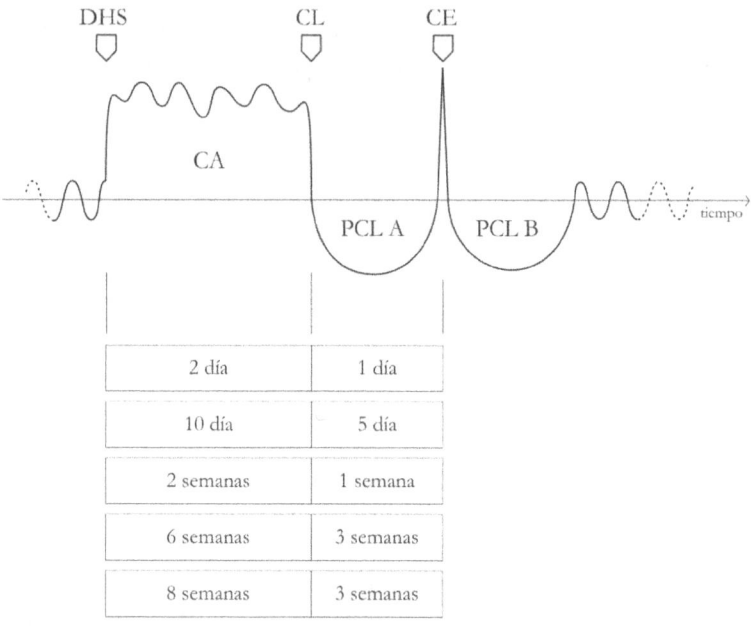

2 día	1 día
10 día	5 día
2 semanas	1 semana
6 semanas	3 semanas
8 semanas	3 semanas

Siguiente al **PCL A** se observa un pico simpático tónico llamado Crisis Epileptoide - **CE** (si el **DHS** es de tipo motor, tomará el nombre de Crisis Epiléptica) este pico simpático tónico a medias de la fase de solución tiene la función para reducir el edema cerebral a nivel del **HH** y será acompañado por una sintomatología muy epatante y aguda, que tomará el nombre de cólico renal, cólico biliar, cólico intestinal, ataque de pánico, pero siempre estará en relación al contenido emotivo del **DHS** inicial.

Biológicamente, la Crisis Epileptoide tiene una duración que varia de **10-20** segundos a cuatro horas:

56

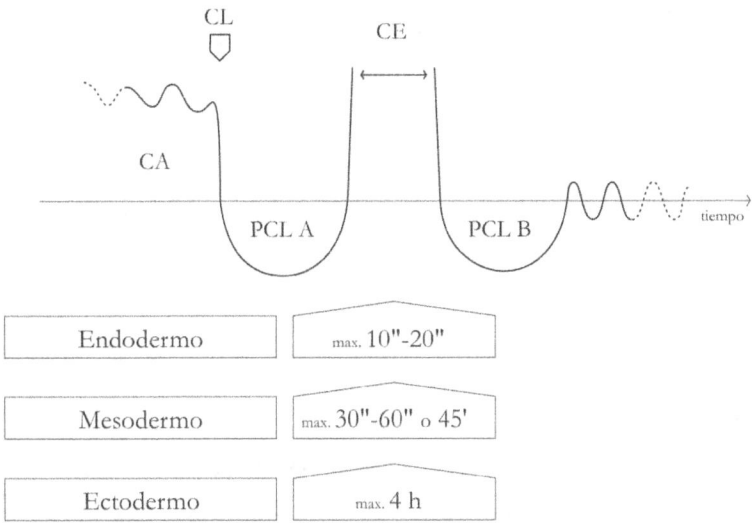

La duración máxima de la Crisis Epileptoide, como a menudo ocurre, puede superar el tiempo máximo si va en "suspensión".

Acabada la Crisis Epileptoide se presentará una fase vagotonica **PCL B** intensa bajo punto de vista sintomatologico, que señalará el fin del programa biológico y sensato de la naturaleza antes de volver en normotonia.

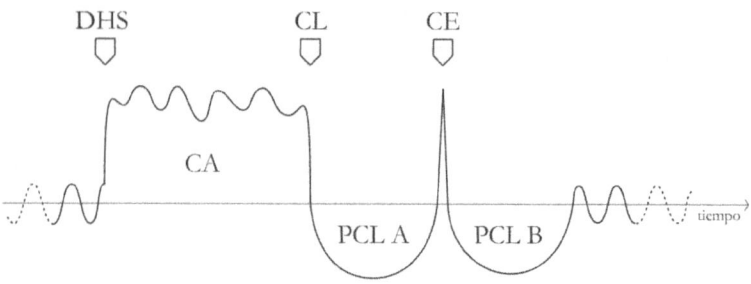

En la fase Post-Conflicto lítica además tener una sintomatología concerniente el **DHS** coherente al tipo de tejido implicado, se podrá también tener fiebre de vario grado según la derivación embrionaria del tejido:

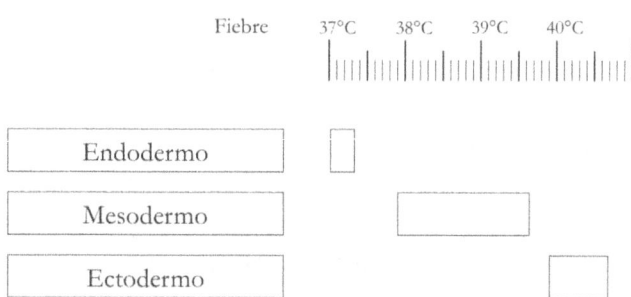

El sentido biológico (5° Ley Biológica) por los tejidos que derivan del **Mesodermo Reciente** ocurre al final de la curva bifásica cuando se restablece la normotonia.

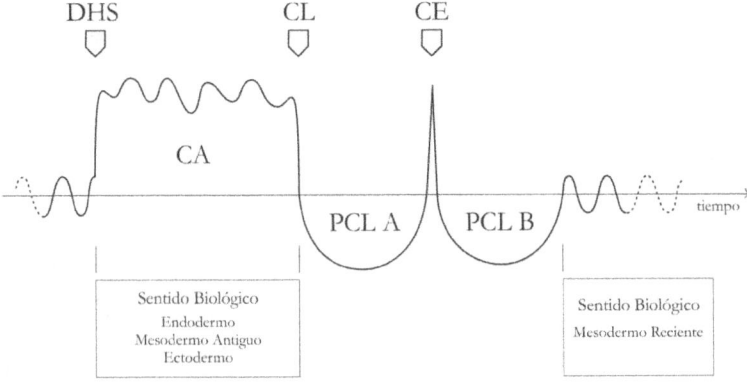

6. Una visión de conjunto

"Las cosas se convierten en lógicas
cuando se entienden"

Ahora podemos comprender mejor lo que me ha ocurrido al principio:

En un cierto instante de mi vida vivo una situación dramática, repentina, me pilla a contrapié, no habría pensado nunca que pudiera ocurrirme una cosa parecida, en aquel instante, me quedo sin palabras, enmudecido, estoy desconcertado (DHS).

Me siento helar, mis manos son heladas, minutos, horas, días a seguir no hago más que pensar en aquella cosa que me ha sucedido así intensa, así imprevista, no logro pensar en otro, yo digo: "¡Quiero solucionar esta cosa!" Pero ahora no son capaz, continuo pensando a como salir, no duermo en este período, siempre me despierto hacia las 02 y las 03 por la mañana (Conflicto Activo - CA).

¡He encontrado la solución! ¡Haré así y así, arreglo ahora todo! Voy a arreglar la situación (Conflicto lisis - CL).

Acabo de volver, estoy contento, ¡me siento por fin aliviado! Ahora pero también estoy un poco cansado, casi casi me voy a la cama sin comer, ¡que período pesado que he pasado! ¡Hoy ha sido un día intenso!

El día siguiente:

No he oído el despertador, son las once por la mañana, pero estoy cansado, también tengo fiebre, tengo sobre todo los huesos "rotos", las piernas me duelen, no logro tampoco levantarme, como si un camión articulado me fuera pasado encima (Post-Conflicto lisis - PCL).

Me ocurre que reír porque cada vez siempre es así, se vive una situación intensa, dramática, inesperada y luego cuando se soluciona, "vienen fuera" los síntomas, pero la cosa que aún más me hace reír es que siempre ha sido así, sólo que no lo comprendí nunca y nadie me describió esta relación, causa-efecto, hasta a ahora.

La que siempre hemos llamado "enfermedad" es la respuesta sensata a un acontecimiento particular que me ha ocurrido antes tiempo.

Allí ha sido enseñado que cuando tenemos un síntoma hay a la fuerza algo que no va.

Biológicamente en cambio, cuando comparece un síntoma y con ello, el dolor o el síntoma, es justo saber que estamos en una fase de solución. Nuestro tejido está en solución y se coge si todo queda bien, el justo tiempo para arreglar en llena tranquilidad lo que se ha modificado por exigencias primarias en Conflicto Activo.

7. La Lateraridad

Saber si algún es derechos o zurdos es fundamental para comprender como el individuo "funciona".

Entre todas las pruebas que pueden ser hechas para establecer si las personas son derechos o zurdos, el Doctor Hamer ha podido averiguar que lo único capaz establecer exactamente la lateraridad es la prueba del aplauso.

Aplaudiendo como si estuviéramos en teatro, la mano que golpea sobre da la dominancia: el derecho golpeará la mano derecha sobre la izquierda, mientras que el zurdo golpeará la mano izquierda sobre la derecha.

DIESTRO	
parte izquierda del cuerpo	parte derecha del cuerpo
la misma madre y los mismos hijos o a animales	papá, marido amante, hermano hermana, compañero compañera, amigos amigas, empresario colegas, suegros...

En los derechos tanto machos como hembras, la parte no dominante, la izquierda, está en relación al nido, o bien a la misma madre y los mismos hijos o a animales. En cambio la parte derecha concierne todas las otras figuras (papá, marido, amante, hermano, hermana, compañero, compañera, amigos, amigas, empresario, colegas, suegros...).

En los zurdos tanto machos como hembras, la parte no dominante, la derecha, está en relación a la misma madre y los mismos hijos o a animales, mientras que la parte dominante concierne a todas las otras personas:

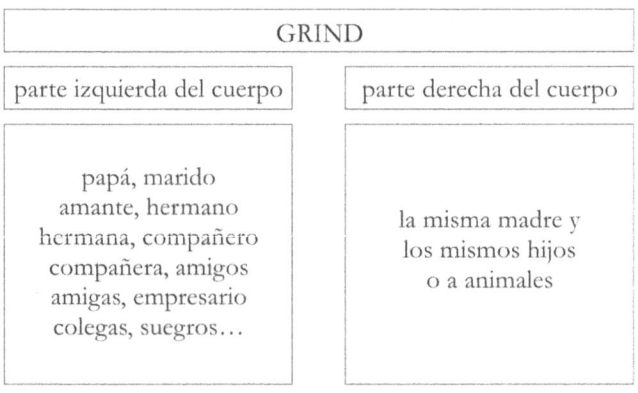

GRIND	
parte izquierda del cuerpo	parte derecha del cuerpo
papá, marido amante, hermano hermana, compañero compañera, amigos amigas, empresario colegas, suegros...	la misma madre y los mismos hijos o a animales

La regla de la lateraridad sólo es válida para los tejidos que derivan del Mesodermo y del Ectodermo.

8. Las Recidivas

Cuando un DHS se verifica, el individuo pasa antes una fase de Conflicto Activo (CA) y si le llega a un Conflicto lisis (CL) iniciará la fase vagotonica Post-Conflicto lítica (PCL), que sucesivamente, con su tiempo biológico, volverá en normotonia.

Se habla de Recidiva cuando el individuo en vez de progresar en la curva bifásica, como descrito, seguirá pasando de una fase vagotonica (PCL) a una fase simpático tónica (CA), sin necesariamente volver en normotonia.

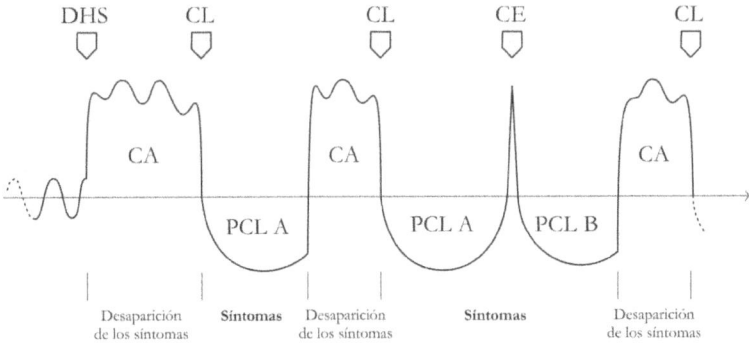

67

Este curso depende del presentarse, cuando uno es en vagotonía (PCL) del Conflicto Activo, debido al acontecimiento que se presenta. Esta modalidad puede ser sida capacitado adelante para mucho tiempo, también por meses.

Del punto de vista sintomatologico se manifestarán los síntomas en fase vagotonica (PCL) y luego tener una reducción o desaparición de los síntomas en fase simpático tónica (CA).

9. Los Binarios

En el instante del **DHS** el sistema nervioso "registra", no sólo el conflicto que azuzará el programa especial biológico y sensato, pero registrará todos los "señales" que han acompañado el **DHS**.

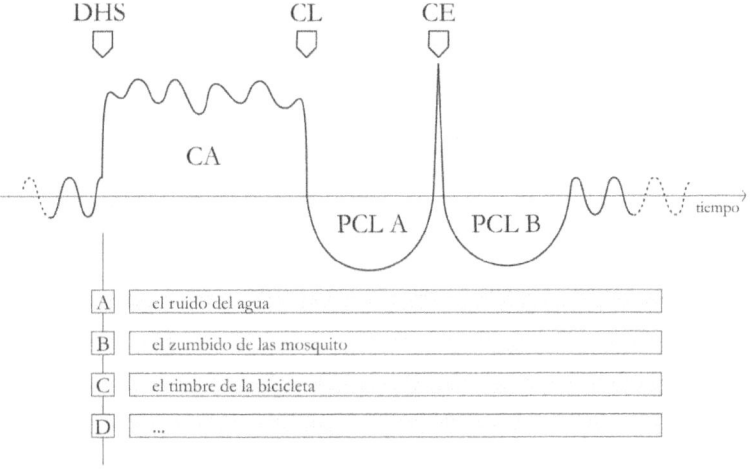

Si sufro un cualquier **DHS** mientras estoy paseando en la ribera de un arroyo además del **DHS** fijaré toda una serie de "señales" por ejemplo: el ruido del agua, el zumbido de las mosquito, la temperatura del entorno, el timbre de la bicicleta y tan otro. Estas "señales" en futuro, si se presentaran junto o aisladamente, permitirán reactivar el curvo bifásico

69

"originario" atado al ya experimentado acontecimiento también muchos años antes; si éste se averigua tendré como efecto la manifestación de síntomas en relación a la curva.

Esta modalidad del punto de vista biológico es optimo porque representa una "señal de alarma" para ya no recaer en aquella situación tan particular e intensa ya experimentada.

10. El Conflicto del Prófugo

Cada vez que se vivirá un **DHS** iniciará un nuevo programa biológico (**SBS**), por lo que viviendo en el tiempo muchos **DHS**, tendré activos en un dato instante diferente curvo bifásico, algunos en fase activa y otras en solución:

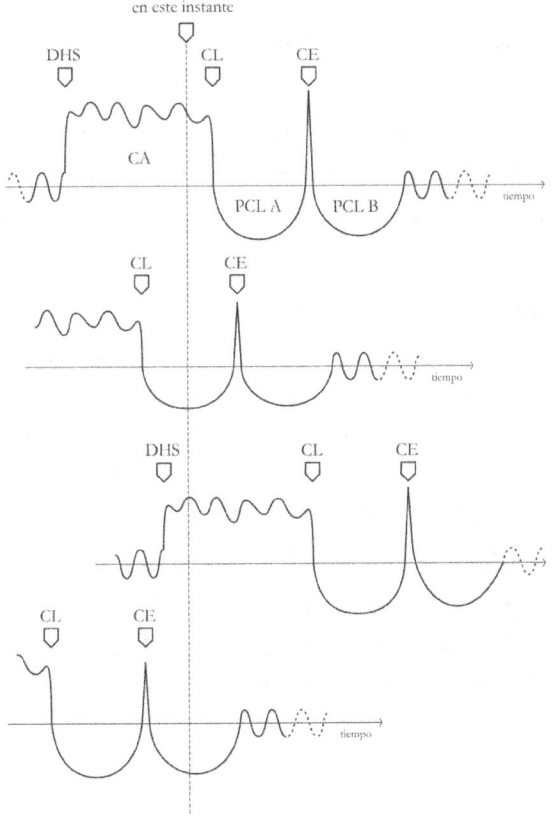

Por tanto en un dato momento estaré en CA por uno o más DHS, en PCL A por un diferente DHS y en PCL B por otras dos DHS diferentes.

Luego:

Por lo primeros y el segundo conflicto que estoy en CA no tendré síntomas, pero no dormiré la noche y sentiré preocupación, ansiedad...

Tendré en cambio un síntoma particularmente molesto acerca del conflicto que se encuentra en la fase PCL A

Y un diferente síntoma por la fase PCL B del DHS que estoy viviendo, pero al menos por este conflicto en solución estoy mucho más tranquilo y lo peor es pasado.

Entre todos los conflictos biológicos que vivimos, hay uno muy importante y fundamental por sus aspectos prácticos que, si activo, tiene la capacidad para aumentar la manifestación sintomática del curvo para simpático tónica (PCL A y B) y de cualquiera curva bifásica relativa a cualquier SBS activo.

Es el conflicto del prófugo, programa de retención de líquidos relativo al sistema de los Túbulos Colectores Renales (derivación Endodérmico) que hace aumentar la función en Conflicto Activo:

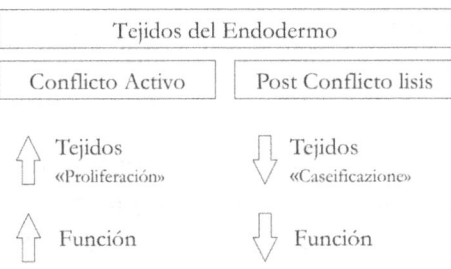

En la fase simpático tónica (CA) de los túbulos colectores renales:

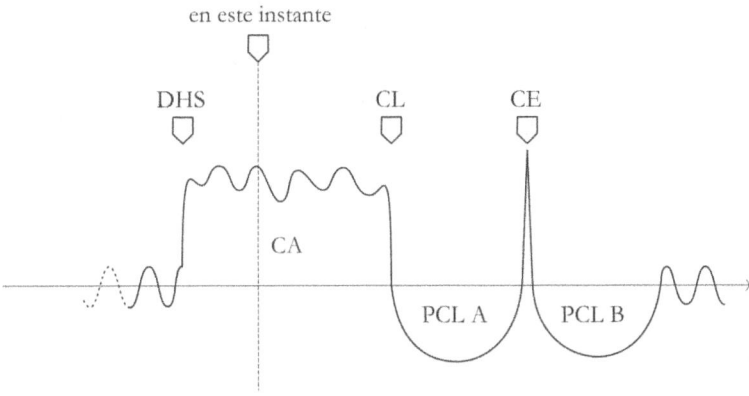

tendré retención de líquidos sistémica (todo el cuerpo será sentido hinchado) nos percibiremos "hinchados" sin necesariamente ningún otro síntoma, pero si además del **SBS** de los túbulos colectores (conflicto del prófugo activo) tendrá también en acto otro **SBS**

73

en fase de solución (PCL A), la sintomatología de este último aumentará exponencialmente.

El resultado será un edema local de la 2° curva más edema global (CA túbulos colectores renales) de la 1° curva y derivará una sintomatología mucho más grave (edema local + edema sistémico = + dolor o síntoma).

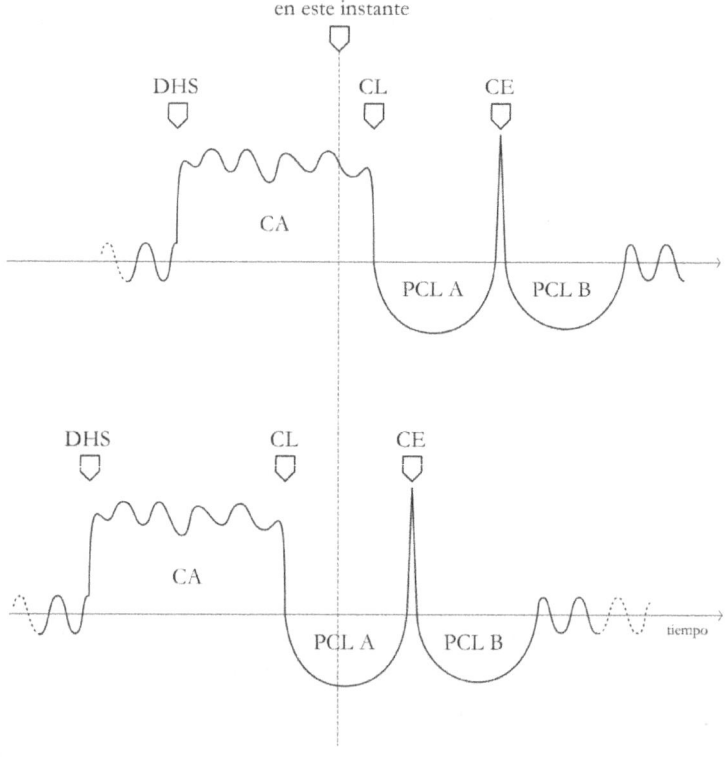

Una individual curva de solución (PCL) da dolor o una sintomatología que puede alcanzar sobre una escala de 1 a 10, una puntuación de 2-3 con el conflicto del prófugo activo, en cambio, el dolor sube más de una puntuación de 7-8.

11. Casos

A este punto puede ser útil ilustrar algún conflicto biológico con la relativa curva bifásica y la relativa sintomatología; importante recordar que en la curva pueden ser representados todas las posibles señales o síntomas, del estornudo al síntoma más epatante.

Cólicos Abdominales

Entrañas implicadas: Intestino Grueso (Colon)

Derivación embrionaria: Endodermo

Áreas cerebrales activas: relé del Tronco Cerebral

Comportamiento del tejido:

Tejidos del Endodermo	
Conflicto Activo	Post Conflicto lisis
⬆ Tejidos «Proliferación»	⬇ Tejidos «Caseificazione»
⬆ Función	⬇ Función

El **Conflicto Biológico** (DHS) relativo al intestino Grueso es: adversidades indigestas más familiares (discusiones en familia).

En Conflicto Activo (CA) exclusivamente la zona del intestino Grueso interesada por el conflicto ayudará a aumento de la peristalsis y percibiré borborigmos locales (en CA aumento función) mientras la parte restante del Colon tendrá un reducto o ausente peristalsis, dificultad o estreñimiento.

Conflicto lisis (CL): para averiguarse el CL necesariamente hace falta que las discusiones se calmen y se solucionen, que se haga la paz, se aleja de la causa del conflicto o que se mandas sencillamente a "la porra".

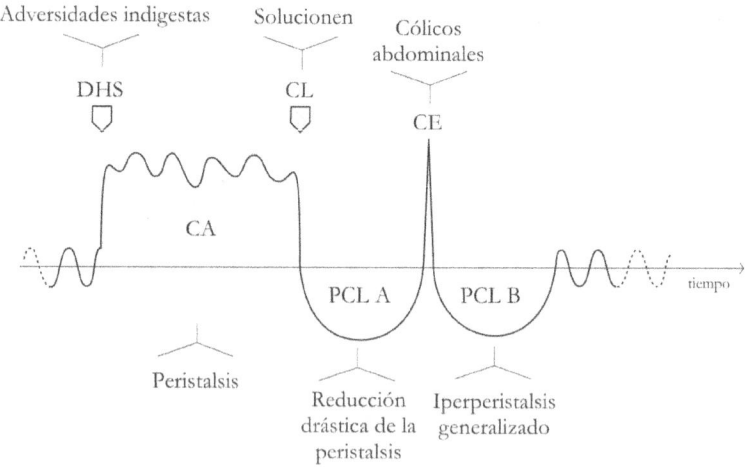

En **Post-Conflicto lisis A** (PCL A): reducción drástica de la peristalsis en todo el Intestino Grueso, los borborigmos desaparecen, estreñimiento.

En **Crisis Epileptoide** (CE): espasmos y cólicos abdominales (máx. cuatro horas de duración).

En **Post-Conflicto lisis B** (PCL B): iperperistalsis generalizado en todo el intestino Grueso que provoca la descarga intestinal que será más o menos intensa en relación a la masa conflictiva creada en CA.

Normotonia: recuperación de la normal y fisiológica peristalsis intestinal, hasta el próximo conflicto, a la próxima discusión.

Ahondamiento

Si la duración que transcurre entre el DHS y el CL ha sido de seis días la fase de solución sintomática (PCL B) tendrá una duración de tres días del cuarto día en adelante se volverá luego en llenas fuerzas y con una normal peristalsis intestinal.

Si ocurren Recidivas se tendrán días de estreñimiento distanciados por momentos de descargas intestinales.

Perspiratio Sensibilis (sudación)

Órgano implicado: Glándulas Sudoríparas

Derivación embrionaria: Mesodermo Antiguo

Áreas cerebrales activas: relé del Cerebelo

Comportamiento del tejido:

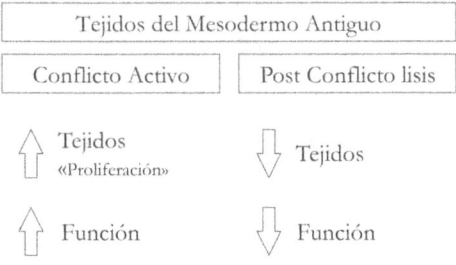

El **Conflicto Biológico** (DHS) relativo es: me siento atacado. El animal por naturaleza se siente atacado por un predador. Por nosotros hombres el conflicto puede ser vivido como: me siento criticado (por algunas críticas o consejos pueden ser vividos como una agresión) me ha atacado con palabras o también físicamente...

En **Conflicto Activo** (CA) se suda pero no se apesta, por naturaleza si tengo que huir del predador, es mejor que no emane mi olor, podría encontrarme más fácilmente.

Conflicto lisis (CL): marco las distancias, me pongo a salvo, voy fuera.

En **Post-Conflicto lisis** A (PCL A): reducción de la función de las glándulas, piel más seca con respecto de cuando estuve en CA.

En **Crisis Epileptoide** (CE): puedo advertir interiormente en el cuerpo un tremor, no visible al exterior.

En **Post-Conflicto lisis B** (PCL B): sudación con olor desagradable (la amenaza está lejana y ya no puede sentirme).

Normotonia: recuperación normal y fisiológica trasudación de la piel.

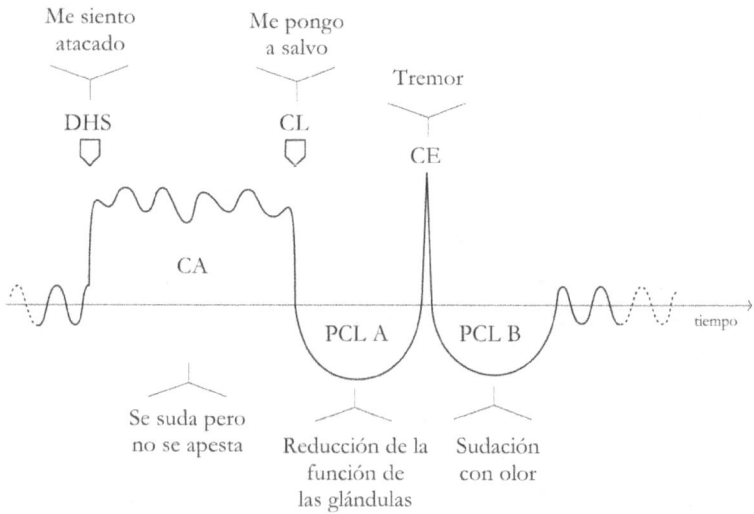

Ahondamiento

Si la duración que transcurre entre el DHS y el CL ha sido de 2 días la fase de solución sintomática (PCL B) tendrá una duración de un día acerca de donde advertiré que el desodorante no ha sido bastante eficaz. Si ocurren Recidivas, caso muy frecuente por algunas tipologías de personas, se seguirá casi constantemente a teniendo un olor desagradable.

Cefalea (dolor de cabeza)

Órgano implicado: Hueso o músculo de la vez craneal

Derivación embrionaria: Mesodermo Reciente

Áreas cerebrales activas: relé de la Sustancia Blanca

Comportamiento del tejido:

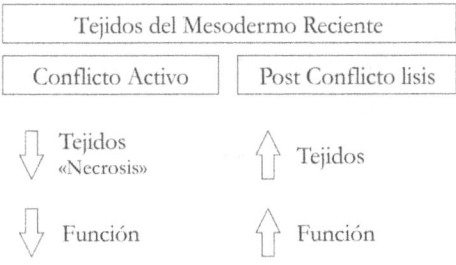

El **Conflicto Biológico** (DHS) relativo es: me siento devaluado intelectualmente; no soy capaz, no logro, alguien me dice que he equivocado, pero siempre queda a nivel intelectual. Las situaciones en que se crea un conflicto de devaluación intelectual son múltiples: a la escuela, trabajo, en familia, con los amigos.

En **Conflicto Activo** (CA): no tengo síntomas, pero seré preocupado y pensativo, hurgo (simpáticotonia) sobre el conflicto.

Conflicto lisis (CL): me he sentido capaz, he logrado; o quién antes me ha devaluado, ha reconocido el error y me ha revaluado.

En **Post-Conflicto lisis** A (PCL A): dolor aun fuerte pero soportable de la vez craneal (máximo 3 sobre 10) a la derecha o a la izquierda según la regla sobre el Lateraridad. Si al mismo tiempo también estoy en Conflicto Activo del Prófugo tendré un dolor insoportable (9-10 sobre 10). Gran cansancio, agotamiento (para simpáticotonia).

En **Crisis Epileptoide** (CE): por algunos tejidos consiguientes del Mesodermo Reciente la Crisis Epileptoide pasa inobservada.

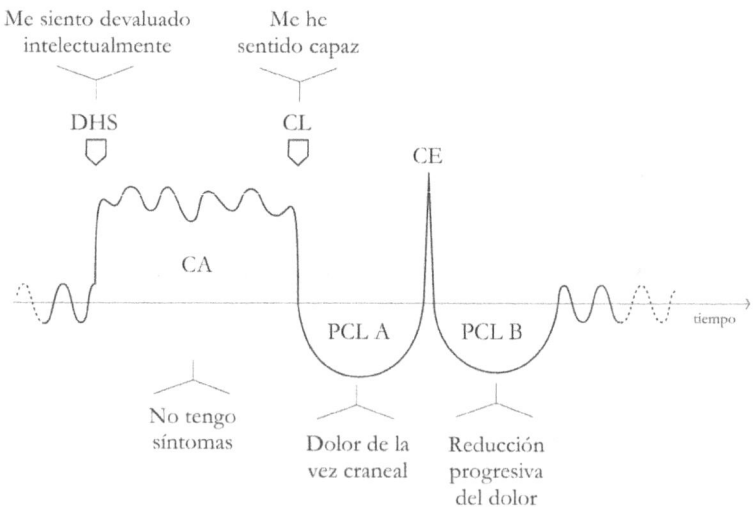

En **Post-Conflittolisis** B (PCL B): reducción progresiva, ya iniciada hacia el fin del PCL A, del dolor.

Normotonia: ausencia del dolor.

Ahondamiento

Si la duración que transcurre entre el DHS y el CL ha sido de cuatro días la fase de solución sintomática (PCL A), tendrá una duración de dos días.

Si soy derecho y el conflicto lo he sufrido a la escuela por un examen que he superado, el dolor de cabeza lo tendré a la derecha de la vez craneal (Vean Capítulo 7. La Lateralidad)

Si ocurren Recidivas, frecuentemente, se tendrán dolor de cabeza intercalado por momentos de alivio (Conflicto Activo - Solución. Vean Capítulo 8. Las Recidivas).

Herpes Simplex (labial)

Tejido implicado: Epidermis

Derivación embrionaria: Ectodermo

Áreas cerebrales activas: relé de la Corteza Cerebral

Comportamiento del tejido:

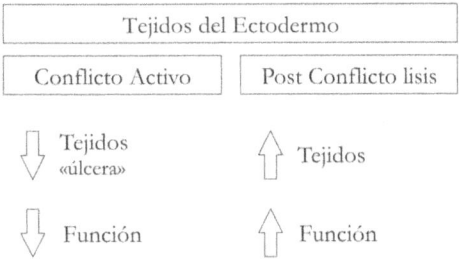

El **Conflicto Biológico** (DHS) relativo es: separación de quien quiero besar (está necesariamente no en relación a la sexualidad); la separación puede ocurrir por cualquier motivo, alejamiento por trabajo, vacación, imprevista, situaciones "normales" de separación pero también peleas.

En **Conflicto Activo** (CA): no tengo síntomas pero la persona que se ha alejado de mí me echa de menos (simpáticotonia); sólo a nivel microscópico (histológico) se podrá observar una disminución de tejido (úlcera). En la sede de la lesión se tiene una reducción de la sensibilidad (5° Ley Biológica). **Conflicto lisis (CL):** aproximación de la persona de que me he separado, alejado.

En **Post-Conflicto lisis** A (PCL A): principio del dolor, escozor, hinchazón, rubor (inflamación), iperalgesia. El Virus Herpes Simplex optimiza la fase de resolución (4° Ley Biológica). Ligero cansancio (para simpáticotonia).

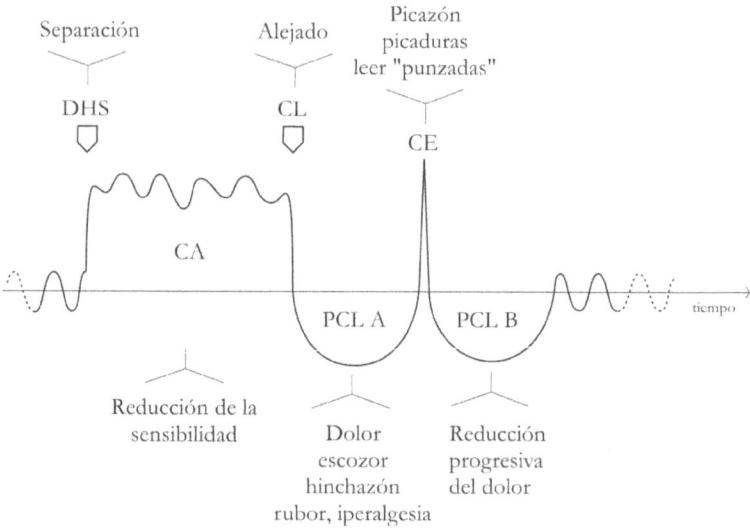

En **Crisis Epileptoide** (CE): advertiré picazón, picaduras, leer "punzadas".

En **Post-Conflicto lisis** B (PCL B): reducción progresiva del dolor, de la hinchazón y del rubor.

Normotonia: restablecimiento de la normal sensibilidad de la epidermis.

Ahondamiento

Si la duración que transcurre entre el DHS y el CL ha sido de seis días la fase de solución sintomática (PCL A), tendrá una duración de tres días. Antes que se el tejido se restablezca completamente, sin ninguna huella de lesión, tendrán que pasar ser-siete días.

Si soy derecho y el conflicto de separación lo he padecido con la novia, la sintomatología (Herpes Labial) lo tendré a la derecha en mi labio; mientras si el conflicto lo he padecido en referencia a mi mamá, tendré la lesión en el labio izquierdo (Vean Capítulo 7. La Lateraridad).

Si ocurren Recidivas se tendrán manifestaciones sintomáticas intercaladas por momentos de alivio (Conflicto Activo - Solución. Vean Capítulo 8. Las Recidivas).

Apéndice

El Sistema Nervioso

El sistema nervioso es organizado anatómicamente en:

Sistema Nervioso Central (SNC) que comprende el encéfalo, cerebro y la médula espinal (neuraxis): recibe, íntegra y elabora los estímulos aferentes procedentes del Sistema Nervioso Periférico (SNP) que recibe los estímulos eferentes del SNC a su vez.

Sistema Nervioso Periférico (SNP) comprende los nervios craneales y los nervios espinales emergentes de la médula espinal; se subdivide en dos partos principales:

o **Sistema Nervioso** Somático (SNS) responsable de las respuestas voluntarias.

o **Sistema Nervioso** Autónomo (SNA), responsable de las respuestas involuntarias, compuesto por:

   o **Sistema Nervioso Ortosimpático**
   o **Sistema Nervioso Parasimpático**

El Sistema Nervioso Autónomo, además de regular la homeóstasis del organismo, controla todas las funciones del cuerpo que no están normalmente bajo un control consciente; ramificándose cada individual tejido, órgano y entrañas, es un sistema no influenciable de la voluntad y trabaja con mecanismos autónomos pero siempre uno en estrecha colaboración recíproca con el Sistema Nervioso Central. La inervación ortosimpática es descrita tradicionalmente cómo una miembro que desarrolla una función fuga/ataque, de alerta, moviliza y organiza los recursos energéticos en situaciones de emergencia o peligro, estimula el corazón y los pulmones, dilata los bronquios, contrae las arterias e inhibe el aparato digestivo, prepara el organismo a la actividad física mientras el sistema parasimpático es un sistema que predispone al ahorro de energías, a la digestión, al sueño y al descanso.

Las membranas Embrionarias

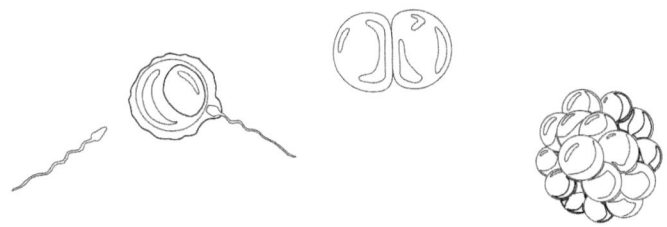

La célula fecundada (cigoto) por procesos de división, diferenciación y acrecentamiento dará origen al feto.

El desarrollo embrionario pasa por muchas fases siguientes de segmentación (mórula, blastocistos) gastrulación y órgano génesis.

En la gastrulación las células vienen a repartirse en tres capas de tejido definidas membranas embrionarias:

o Endodermo
o Mesodermo
o Ectodermo

De estas 3 membranas germinativas derivarán por diferenciación siguiente todos los tejidos del cuerpo. A la octava semana de gestación el desarrollo embrionario se concluye para empezar la órgano génesis y el embrión toma el nombre de feto.

Fichas

Las 5 Leyes Biológicas

de los tejidos de origen Endodérmico
dirigidos por el Tronco Cerebral
por los Conflictos: del "bocado"

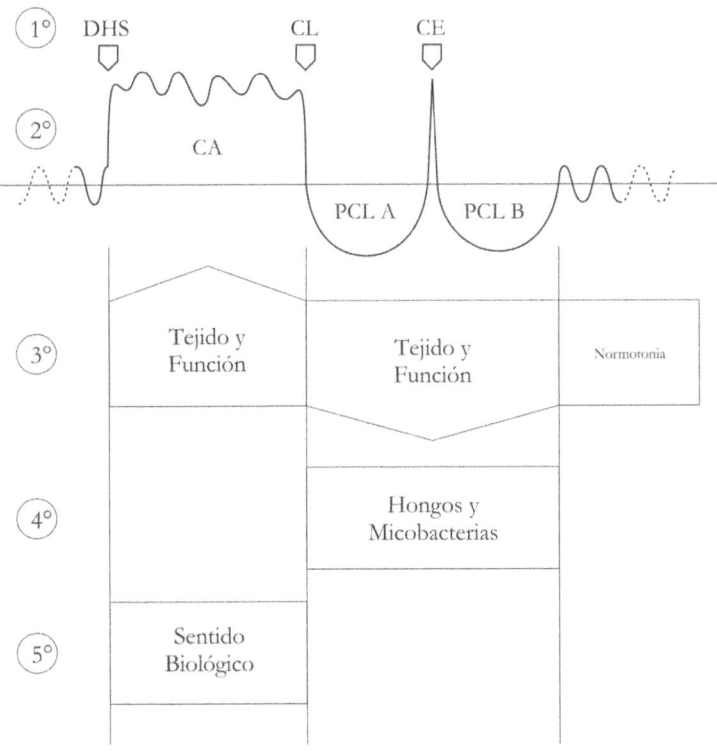

Las 5 Leyes Biológicas

de los tejidos de origen Mesodérmico

dirigidos por el Cerebelo

por los Conflictos: del "sentirse atacados"

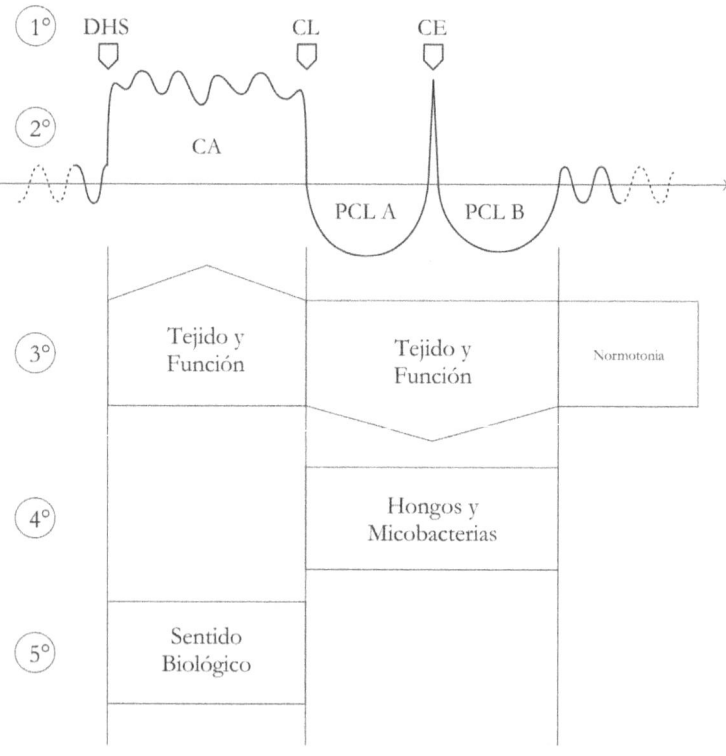

Las 5 Leyes Biológicas

de los tejidos de origen Mesodérmico

dirigidos por la Sustancia Blanca

por los Conflictos: de "auto-devaluación"

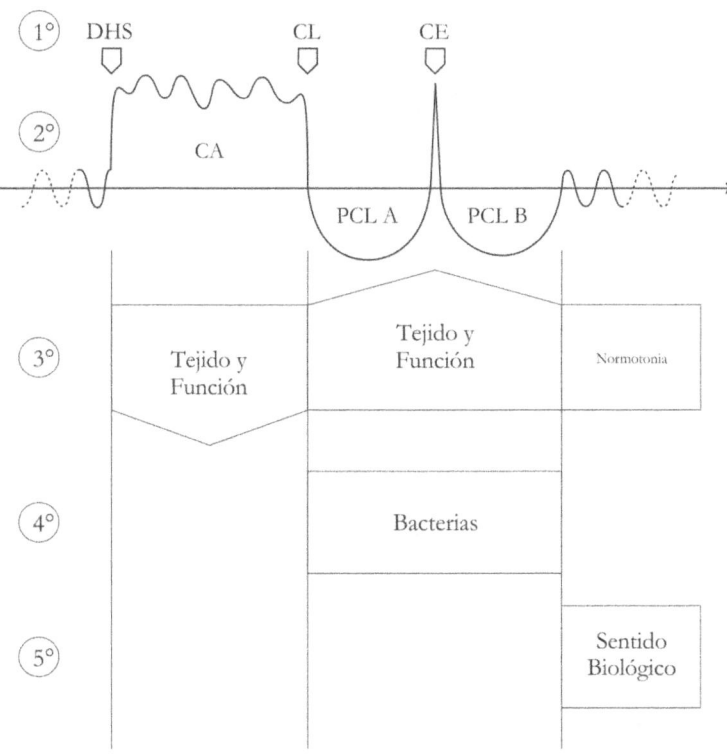

Las 5 Leyes Biológicas

de los tejidos de origen Ectodérmico

dirigidos por la Corteza Cerebral

por los Conflictos: de "territorio y separación"

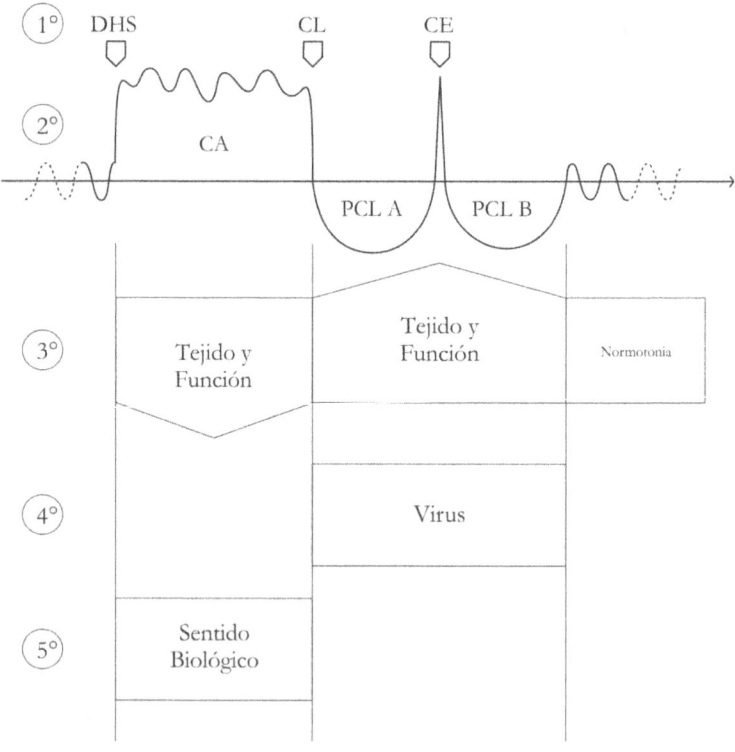

EL AUTOR

Andrea Taddei (Milán 1970, Italia) durante los Estudios Universitarios en Medicina y Cirugía, aprende muchos BioDisciplinas como Cráneosacral, Medicina Tradicional china, Shiatsu, Medicina Ayurvedica, Yoga y Meditación. En consecuencia del abandono de los Estudios Académicos se dedica a tiempo lleno a la difusión y al estudio de las BioDisciplinas.

Da seminarios divulgadores y cursos de ahondamiento sobre la Nueva Medicina en Italia y al extranjero. La página Web de referencia: www.5biologicallaws.com.

www.ingramcontent.com/pod-product-compliance
Lightning Source LLC
Chambersburg PA
CBHW071722170526
45165CB00005B/2118